REMÈDES

ET TRAITEMENTS

POUR LES

MALADIES DES CHEVAUX,

Rangés par ordre alphabétique
et recueillis

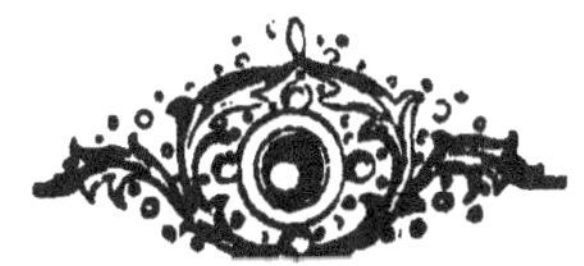

Par THIRIET-STÉVENIN,

D'APRÈS

LES AUTEURS LES PLUS DISTINGUÉS.

MÉZIÈRES,

Typ. et Lith. de F. DEVIN, succ' de M. TRÉCOURT.

REMÈDES ET TRAITEMENTS

POUR

LES MALADIES DES CHEVAUX.

A.   **Appétit perdu.**

Lorsqu'un cheval est dégoûté il faut faire une bouillie un peu plus forte qu'à l'ordinaire, et on y mettra beaucoup de farine pour lui donner plus de consistance. Lorsqu'elle est cuite à moitié, on y ajoute un quarteron de miel, environ un demi-litre de bon vin, six jaunes d'œufs, et on achève de la faire cuire à petit feu, en remuant toujours avec une spatule de bois. Un moment avant de l'ôter du feu on y ajoute une once de sel, autant de clous de girofle en poudre, une once de canelle, deux onces de poivre et deux muscades en poudre, et on remue toujours jusqu'à ce qu'elle soit presque froide. Il faut en donner au cheval soir et matin, et le mettre au filet avec un nerf de bœuf ou un bâton avec des étoupes.

Autre remède.

Il faut mettre au filet du cheval dégoûté, pendant qu'on le panse, du galinga dans un linge, et lui faire prendre une demi-once d'Assa fœtida en poudre pendant trois jours, et continuer ensuite pendant quinze jours de lui en donner plein un dé à coudre.

Arrêtes.

On prend une once de vif argent qu'on mortifie ou éteint en mêlant bien avec 4 onces d'huile d'amandes douces, on y ajoute ensuite 3 onces de lytharge d'or en poudre, une once de blanc de rhasis et 4 onces de saindoux, on incorpore bien le tout ensemble en consistance d'onguent. Pour s'en servir on bouchonne le mal jusqu'au sang et on le frotte ensuite de cet onguent, ce qu'on peut réitérer deux fois le jour jusqu'à guérison.

Atteintes.

Il faut laver la plaie avec du vin rouge chaud, un peu plus que tiède, et y mettre ensuite de l'orpiment en poudre, ou bien y faire brûler de la poudre à canon.

Autre remède.

Après avoir bassiné la plaie, comme je viens de le dire, il faut y appliquer un blanc d'œuf battu et la bander avec du linge.

Autre remède.

On fait bouillir des feuilles de mauve et de guimauve dans du vin rouge ; on y ajoute du miel et du sel, et on lui en frotte les jambes jusqu'aux épaules. Ce remède est excellent quand un cheval a les jambes raides et enflées.

Avives.

Faites brûler dans un pot neuf, que vous entourerez de charbon, une taupe vive ; couvrez bien le

pot et fermez-en les jointures avec de la pâte. On
en met gros comme un pois dans l'oreille gauche,
et le même cheval ne les aura jamais plus.

·B. Blessure au dos.

Quand on s'en apperçoit, il faut y appliquer une
serviette mouillée d'eau fraîche et pliée en plusieurs doubles.

Autre remède.

On fait fondre du beurre frais à petit feu, on y
ajoute un peu de sel; on retire ensuite l'écuelle
du feu, on y jette du vin rouge à proportion et on
bat le tout jusqu'à ce que le beurre se sépare du
vin en forme d'onguent. Il faut jeter le vin et appliquer de cet onguent sur la blessure.

Bouche à rafraîchir.

Il faut lui laver la bouche et la langue avec de
l'ail pilé avec du sel et mêlé avec le vinaigre.

Boue au poil..

Quand la boue a soufflé au poil, on fait une emplâtre avec 4 onces de chaux vive, deux blancs
d'œufs, un peu de vinaigre, et on l'applique sur
des étouppes pour en mettre deux fois le jour.
S'il est nécessaire de le dessoler, il faut ôter l'os
de graisse, s'il y en a; et s'il sort beaucoup de
sang il faut l'arrêter avec la chaux vive, du sel et
du poivre, ou bien deux blancs d'œufs, de la suie,
de la farine et un peu de vinaigre.

Bœufs et Vaches.

Voici un remède souverain dans les enflures de ces bestiaux, quand même ils auraient la peste ; faites fondre un quarteron de beurre, mêlez-y une quantité suffisante de vinaigre, d'huile de noix, de saumure ou saucè d'un charmier où l'on conserve le cochon salé, et faites-lui prendre le tout par la bouche. Il n'est pas de meilleur remède pour chasser le venin. Mais si l'on veut l'attirer par le fondement, il faut y enfoncer un gros oignon coupé en quatre et rempli de sel.

C.   Confortatif.

La potion suivante est tout ce qu'on peut donner de meilleur pour fortifier un cheval. On prendra un litre de bon vin rouge dans lequel on met une once de sucre candi, une demi-once de girofle, trois dragmes de safranc, 2 onces de cassonade ou sucre en poudre, et un quarteron de miel rosal. On mêle bien le tout ensemble en le faisant tiédir sur les cendres chaudes, et on le fait prendre au cheval malade.

Cheval échauffé.

Souvent un cheval est échauffé et a des tranchées ; il ne faut dans cette occasion lui donner que du son et du miel, mêlés ensemble.

Cors au dos.

On guérit les cors que la selle cause aux chevaux, par le remède suivant : on ne prend que du vieux-oing que l'on mêle avec de l'alun brûlé, dont on frotte souvent les duretés. Lorsque les cors sont tombés, on trempe de la vieille corde effilée dans de l'eau et du sel, on l'y applique, et toutes les fois qu'on renouvelle cette application on lave la partie avec l'eau et le sel.

Cangréne.

Il faut dissoudre dans un seau d'eau un litre de chaux vive, la mettre ensuite sur le feu, et l'ôter quand elle commence à bouillir, pour la laisser refroidir. On ôte ensuite une petite eau ou crasse qui paraît au-dessus de l'eau ; on verse l'eau par inclination, et sans la troubler, dans un vaisseau net, où l'on ajoute du sublimé en poudre jusqu'à ce qu'elle devienne citronnée, et on en lave les plaies du cheval. Elle est encore très-bonne pour le farcin : prenez ensuite le tuyau d'une plume à écrire, remplissez-le de vif argent ; fermez-en les deux bouts avec de bonne cire d'Espagne, et après avoir fendu la peau du front du cheval vers le milieu, un peu au-dessus des yeux, en sorte qu'il y ait une ouverture, vous y mettrez ce tuyau de plume que vous couvrirez d'une grande emplâtre de poix noire ; laissez-l'y pendant douze jours, et vous en verrez des effets surprenants dans la cangrène et le farcin des chevaux, de quelque nature qu'ils puissent être.

Crevasses sur le dos.

Mettez un peu d'huile d'olive dans un demi-verre d'eau avec un peu de sel, battez-les bien ensemble jusqu'à ce qu'il s'en fasse un onguent ; séparez-en l'eau et la jetéz. Il faut frotter de cet onguent les crevasses deux ou trois fois par jour.

Crevasses de travers.

Il faut mettre dans un plat de terre 8 onces de bonne térébenthine, 4 onces de cire blanche, et les faire fondre ensemble en les mêlant exactement avec une spatule de bois. Lorsque ce mélange est bien fait, on y ajoute un litre de vinaigre, pourvu que la plaie ne soit pas sur le nerf, auquel cas on n'y met qu'un litre de vin, une demi-once d'huile d'aspic, 4 onces de lait de vache; et quand le tout sera bien bouilli ensemble, il faut bien remuer avec la main mouillée d'huile rosat.

Courbature.

On prend : 1° œufs frais qu'on fait tremper dans le plus fort vinaigre pendant vingt-quatre heures; on les lave ensuite avec de l'eau-de-vie ou de bon vin blanc, et on les fait tous avaler au cheval. S'il ne guérit pas la première fois, on réitère ce remède, et cependant on brasse son avoine avec de bonne huile d'olive.

D.   Dos blessés.

Si la saison vous permet d'avoir de la vervaine verte, tirez-en le jus et bassinez-en la place; au défaut de la verte, servez-vous de la poudre de cette plante sèche pour en saupoudrer la plaie. Le jus d'éclaire ou chélidoine est aussi bon.

Autre remède.

Pilez du mille-pertuis ou chelicon, de la chélivoine et de la petite sauge; fricassez-les avec du sain-doux, passez le tout par un linge, et gardez cet onguent pour votre usage. Il est admirable dans cette occasion et même pour toutes les blessures des hommes ou de toutes sortes de bêtes. Il guérit les écorchures, dans les uns et dans les autres, en moins de trois heures de temps.

Délasser un cheval.

Faites une lessive avec un demi-litre de vinaigre, et moitié moins d'eau avec des cendres, et quand tout cela aura bien bouilli, vous en frottez chaudement les jambes du cheval.

Déferré en marchant.

Faites fricasser des oignons avec du suif, mettez-y un peu de son de froment, et un peu de vinaigre ; appliquez-en sur le pied, et enveloppez-le de fiente de vache.

Duretés.

Il faut prendre des feuilles de mauve, de guimauve, de parelle et de sauge, de romarin, d'osier, des fleurs de camomille et de mélilotte : deux poignées de chacune ; 4 onces de graine de lin et autant de fenu grec, et 3 onces d'oignons de lis ; faites bouillir le tout ensemble avec 2 litres de vin rouge. On se sert de cette décoction pour en fomenter, c'est-à-dire appliquer sur la dureté des linges imbibés de cette liqueur chaude, en en mettant plusieurs les uns sur les autres, en bassinant bien la partie ; on y applique ensuite le liniment suivant : faites infuser ou dissoudre dans le vinaigre, des gommes ammoniaques et arabiques, de chacune une once, en les faisant chauffer ensemble sur un petit feu de braises, et quand vous verrez que le vinaigre est entièrement évaporé, et que les gommes sont épaisses comme du miel, vous y ajouterez 4 onces de graisse d'oie, autant de celle de chapon, des poudres de fleurs de roses sèches, de camomille, de mélilotte, de mélilens et de pouliot : de chacun 2 dragmes ou gros, ayant soin de bien mêler le tout ensemble. Cet onguent ramollit toutes les duretés ; on s'en sert huit ou dix jours de suite, après la fomentation dont j'ai parlé ci-devant.

Autre remède.

Faites cuire des oignons de lis dans les cendres chaudes ; mettez-les ensuite dans un pot avec du vieux-oing, de la térébenthine fine, de l'huile d'olive, du levain et un peu de vinaigre ; faites bouillir le tout et appliquez-en chaudement sur les duretés avec des étoupes.

Dureté à la sole.

On met dans le creux du pied, du miel, de la cire jaune et de la poix de Bourgogne mêlés ensemble avec des étoupes. Ce remède guérit la sole du cheval lorsqu'elle durcit pour avoir trop marché.

Dos enflé par la selle.

Faites fondre un morceau de beurre frais, à petit feu, dans une écuelle, avec un peu de sel ; retirez l'écuelle du feu et jetez-y du vin rouge à proportion ; battez le tout ensemble jusqu'à ce que le beurre se ramasse en forme d'onguent, alors jetez le vin et servez-vous de ce beurre pour en bassiner l'enflure.

E. Encloueure.

S'il y a de la boue il faut l'ôter jusqu'au vif, et laver la plaie avec du vinaigre qu'on aura fait bouillir avec du sel, et 4 fois autant de térébenthine. On met ensuite dans la place, du soufre mêlé avec du vin, et on la bouche avec des étoupes.

Autre remède.

Quand un cheval est encloué, il faut d'abord fouiller dans le trou avec un instrument pointu, et prendre garde de ne pas offenser la veine, ni de toucher jusqu'au vif; on y met ensuite de l'huile d'olive mêlée avec du suif et du soufre, le plus chaud qu'on le peut, et sans perdre du temps ; on fait entrer dans cette matière, tandis qu'elle est encore molle, des feuilles de mille-feuilles, de quinte-feuilles ou bien d'orties piquantes jusqu'à ce que le trou en soit rempli.

Autre remède.

Faites fondre du pompholix jusqu'à ce qu'il ne jette plus d'écume, et versant de tout bouillant dans le trou que vous boucherez ensuite de beurre.

Entorse.

Il faut envelopper le mollet avec du son, de la sauge et du vin, mêlés ensemble, et appliquez sur un linge.

Autre remède.

On prend une demi-écuelle de farine de froment

qu'on détrempe avec du vin blanc ; on y ajoute
une livre de miel et 3 onces de racine d'althéa ; on
fait tout bouillir ensemble jusqu'à diminution du
tiers , et on en applique sur le mal un cataplasme
qu'on y laisse trois jours, et on recommence s'il
est besoin.

Engraisser.

La méthode de traiter et de nourrir un cheval
que je vais donner, est la meilleure de toutes celles
qu'on ait prescrites jusqu'ici. Il faut faire bouillir
du son de froment dans un grand chaudron d'eau
le presser ensuite par un linge , y ajouter chaque
fois une cuillerée de miel et la mettre devant le
cheval à jeûn ; après qu'il en a mangé ce qu'il a
voulu on lui donne à boire l'eau où le son a bouilli
Continuez pendant huit à dix jours, mais chaque
fois qu'on lui présentera ce son , on y mêlera les
drogues suivantes : du cumin , du fenu grec, de
la graine de lin, du soufre vif, de chacun 2 onces
des clous de girofle, de la noix muscade, de la
canelle, du gingembre, de chacun une once; du
galenga, de la réglisse, de la coviandre, de l'anis
du fenouil, de l'aristoloche ronde, de chacun
2 onces ; une once de graine de laurier, et autant
d'orties ; on tamise toutes ces drogues après les
avoir bien pilées. Plus ces drogues sont vieilles
meilleures elles sont, pourvu qu'elles ne soient
pas éventées ; ainsi il faut les conserver dans une
bouteille bien bouchée. Après que le cheval a
mangé ce son ainsi préparé et bu l'eau où il a
bouilli, il faut lui donner un picotin de froment
bouilli dans l'eau jusqu'à ce qu'il soit crevé. Il n'est
point de cheval qui ne se rétablisse, par ce régime,
de toute vieille toux, de morfonture, de la pousse
et de la maigreur.

Autre remède.

Lorsqu'un cheval est maigre, on doit le saigner, et le purger, et lui donner ensuite 4 onces de fleurs de noisetiers mêlées avec son avoine, à chacun des pansements.

Ecoture ou blessure au pied.

Faites une emplâtre avec l'huile d'olive, le vinaigre, le sel, le suif de bouc, le sain-doux, le miel, le vitriol vert, l'alun de roche, le bol d'Arménie, la poix de Bourgogne, la résine et le soufre. On les fait bouillir ensemble pour bien les mêler; on retire ensuite le vase du feu, et on y ajoute du vif argent et de la térébenthine, ayant soin de bien remuer jusqu'à ce que cette matière soit froide.

Etranguillon ou reste de gourme.

Si le cheval a la tête enflée, qu'il ne puisse ni boire ni manger, et qu'il ait de la peine à respirer, et si la fluxion est sous la gorge ou qu'elle ne soit pas ouverte, il faut l'oindre ou brasser avec du sain-doux, tenant un réchaud plein de feu au-dessous, pour que le sain-doux pénètre mieux avec le secours de cette chaleur. On enveloppe ensuite la tumeur avec une peau de mouton. On lui brasse et brûle deux fois le jour avec la bougie, l'endroit le plus malade et d'où doit sortir la matière. Lorsque la tumeur sera percée, on remplira le trou d'égyptiac, en mettant par-dessus de la charpie de corde effilée. On lui tient la tête chaudement et même tout le corps; toutes les fois qu'on le panse, au moins deux fois par jour, on nettoie la plaie avec du vin et de l'eau tiède. S'il ne va pas mieux, il faut mêler ensemble l'onguent d'Agrippa, le marsiatum, celui d'Althea, pour lui en frotter le mal, et on lui met de l'huile de laurier dans les narines, avec une plume, et par dessus cette huile, de la poudre d'enfarbe, et d'ellebon noir. On ne lui donne point d'avoine, mais à la place, deux poignées de froment jusqu'à ce qu'il soit guéri.

Mal d'Espagne.

On connaît le mal d'Espagne, lorsque le cheval se retire de la mangeoire, et qu'il tient la tête baissée.

Pour le guérir, on le tient au filet pendant deux heures, et on lui donne ensuite 2 onces de thériaque délayée dans un demi-litre de vin blanc, avec un demi-tiers d'eau où les forgerons éteignent le fer. On le couvre ensuite avec deux ou trois couvertures, afin qu'il sue, et l'on continue pendant trois jours. Il faut lui donner chaque jour un lavement de petit lait avec de l'huile d'olive. On lui donne de l'eau blanche à boire, et au lieu d'avoine, on lui fait manger des pelotons de son de froment. Il est encore bon de lui faire une incision au défaut du toupet jusqu'à l'os, et y appliquer une pièce d'argent rougie au feu.

F. Farcin, Gâles et Ordures.

Il faut faire tremper de la lauréole et de l'ellébore dans du vinaigre ou du vieux vin blanc, et l'en frotter.

Autre remède.

On prend de la racine de plantin sauvage qui

croît dans l'eau, que l'on râcle pour le nettoyer.
On le coupe en tranches et on les fait infuser dans
de bon vin pendant vingt-quatre heures ; il faut
qu'il bouille ensuite jusqu'à la diminution de trois
doigts ; on peut y ajouter du fenu grec et du cumin.
On passe ensuite la liqueur par un linge et on la
fait prendre au cheval comme une médecine. On
lui donne ce remède quatre fois, laissant un jour
d'intervalle entre deux, et on le prive de manger
pendant deux heures après qu'il l'a prise. On ne
doit pas manquer, avant d'user de ce breuvage.
de faire saigner le cheval, et de lui donner des
coups de flamme sur les boutons ou cordes du farcin.

Autre remède.

Il faut prendre de la joubarbe qui croît sur les
toits comme des petits artichauts. de la movelle et
des orties piquantes, les faire bouillir dans de l'eau
et en frotter et laver le cheval trois ou quatre fois.

Autre remède.

Il faut prendre du bouillon blanc, le faire bouillir
dans de fort vinaigre, et en laver souvent le
farcin.

Autre remède.

Faites bouillir du chèvrefeuille dans de l'eau,
lavez-en plusieurs fois le farcin et mettez-y les
feuilles.

Farcin volant ou cendreu.

Faites bouillir des cendres dans de l'eau et frot-

tez-en bien le cheval deux fois ; saignez-le ensuite
au gros sang et frottez-le encore de ladite lessive ;
saignez-le une seconde fois et graissez-le ensuite
avec l'onguent suivant. Faites bouillir du beurre
jusqu'à ce qu'il soit un peu roux et brûlé ; versez-
le dans de l'eau fraîche ; faites ensuite bouillir de
l'huile et mettez-y le beurre brûlé, les remuant
bien pour les incorporer.

Autre remède pour tout Farcin.

Pilez de la rhue avec un peu de vin et de sel ;
mettez-en le jus dans l'oreille du cheval et liez-la.
La racine d'épinard sauvage appliquée sur le front
du cheval, en forme d'étoile, est excellente contre
ce mal.

La racine de quinte-feuille, attachée au cou du
cheval, au défaut de l'oreille, y est encore très-
bonne. Il faut mêler chaque fois, avec l'avoine
qu'on donne au cheval, une demi-poignée de
sceau de Salomon (*Sigillum Salomonis*).

Autre remède.

Prenez 2 onces de turbit, autant de plantin
aquatique, une once de casse-pierre ou saxifrage,
le tout pilé dans un mortier et mis tremper dans
trois quarts de litre de vin blanc, du soir au matin ; passez cette liqueur par un linge et donnez-la
au cheval pourvu qu'il soit à jeun depuis quatre
heures, et ne lui donnez rien que trois heures
après. Couvrez-le bien pour le promener. Il faut
ensuite mêler 2 grains de vif argent avec autant
de poudre à canon et de musc, et renfermer ce
mélange dans un tuyau de plume d'oie. Fendez la

peau et la chair du cou du cheval au côté droit,
séparez la peau avec un bâton de noisettier, et
mettez ce qui est dans le tuyau entre la peau et la
chair. On laisse nettoyer le pus de lui-même.

Autre remède.

Il faut hacher ou piler ensemble de la movelle,
de la graine de buis avec un peu plus de tanaisie
que des deux autres drogues. Or commence par en
donner un peu au cheval avec son avoine, et l'on
augmente à mesure qu'il s'y accoutume. Il faut
continuer jusqu'à guérison.

Fienter.

Lorsqu'un cheval a de la peine à se vider, il
faut faire infuser des feuilles de sureau, et au défaut des feuilles, de la seconde écorce d'arbre qui
est verte, et lui donner l'eau à boire. La graine de
troenne a la même vertu.

Autre remède.

Pilez un ou deux oignons avec de la fiente de
poule; mêlez-en avec du lait de vache et faites-en
boire au cheval.

Si le cheval fiente trop et qu'il ne vide que du
liquide, il faut piler de l'écorce de cormier, du
gingembre et de la canelle, et en mêler avec du
gros vin rouge pour lui en faire boire.

Fil au pied ou à quelqu'autre partie.

Si un cheval a le fil au pied il faut lui parer la
corne, y attacher le fer et ensuite couper le fil avec

un rasoir ; et après l'avoir couché on y omet du sublimé en poudre en mettant par dessus des étoupes mouillées de blanc d'œuf. On réitère pendant deux jours ; après quoi on lave la plaie avec du vinaigre, et l'on y met du vitriol vert en poudre. Il faut prendre garde qu'il n'y porte la dent.

Forbature.

On fait avaler au cheval forbu un verre de jus d'oignons blanc, on le couvre et on le promène.

Autre remède.

Il faut prendre égales parties d'Assa fœtida et de bacaron long, que l'on fait fondre ensemble pour en faire des pilules de la grosseur d'un œuf de poule. On lui en donne une à la fois sur laquelle on lui fait prendre un demi-litre de vin, et on lui met ensuite dans le fondement un morceau de savon d'Espagne, gros et long comme le doigt. Il faut le laisser bridé trois heures, lui donner du son tiède, peu d'eau, peu de foin et point d'avoine. Ce remède est excellent contre la maladie des chevaux que l'on appelle *gras fondu.*

Autre remède.

On saigne le cheval aux quatre ars et on lui donne ensuite ce remède : on prend une once de coviandre, autant d'anis vert, une demi-once de séné, un quarteron d'huile d'olive, autant de miel et 4 dragmes de thériaque ; on mêle le tout ensemble dans un litre de vin blanc. On lui applique, après cela, l'emplâtre suivant sur les reins et sur les quatre jambes : il faut avoir deux litres de vin rouge, deux livres de fleurs de froment, une demi-livre d'ellebore noir en poudre, et une livre de miel ; faites bouillir le tout ensemble, et ajoutez une demi-livre de poix noire, autant de térében-thine commune, 2 onces de cumin en poudre, une once d'huile de laurier, de la graine de laurier, de celle de lierre qui croît sur les vieux murs, et du sang de dragon, de chacune une demi-once ; du fenu grec et de la graine de lin . de chacun une demi-once, et une once d'huile d'aspic ; remuez bien le tout pour le mêler et l'incorporer.

Flanc. — Mal de flanc.

Il faut prendre une once de gousse d'ail , autant de graine de genièvre et autant de tabac : on broie le tout à part et l'on en fait un mélange suffisant avec du sucre de coulevrée ou brione ; faites bouillir le tout dans un litre de vin blanc , jusqu'à la consommation de la quatrième partie. On en donne une once au cheval de deux jours en deux jours.

Mal de cœur ou battement de cœur.

On prend de la crème , des eaux de plantin, de chicorée et de rosé , de chacune une once , et on les fait boire au cheval.

G. Gourme au gosier.

Faites bouillir de la guimauve, de la graine de lin et de la rhue, des feuilles de lierre terrestre et de l'aluine ; bassinez-en le mal bien chaudement : après quoi vous oindrez la partie d'huile de laurier, de beurre frais et de miel mêlés ensemble.

Si la gourme est dans une autre partie que le gosier, faites l'onguent suivant : mêlez bien ensemble, dans un mortier, du vif argent, du sublime, du réalgal, de l'arsenic, de l'orpiment, avec du beurre de mai et du savon noir ; rasez le poil autour de la tumeur ; faites un cercle ou circuit avec ledit onguent ; il se fera une escarre sur laquelle vous appliquerez du miel, de la chaux et des pommes d'églandier, bien mêlés ensemble et réduits en poudre. Il faut prendre garde que le cheval n'y porte la dent.

Pour mûrir la tumeur de la Gourme.

Faites cuire des oignons de lis, pilez-les avec des racines de guimauve ou althéa, et mêlez-lez avec du levain pour les appliquer sur la tumeur.

Si la gourme enfle la tête du cheval (*voyez avant Étranguillon, page* 13).

Gale.

Il faut faire bouillir dans un litre de vinaigre une once de poudre à canon, autant de suie, 2 onces de soufre, 3 onces d'ellébore noire. On bouchonne premièrement le cheval jusqu'au sang, et on le frotte avec cette liqueur.

Gravelle.

Faites prendre au cheval graveleux et qui ne peut pisser, de la térébenthine, du mithridate, du plantin et de l'ache ou du céleri sauvage, mêlés ensemble.

Grapes.

On pile du blanc de poreau et on l'incorpore

avec du sain-doux, et on frotte les grapes jusqu'au sang, avant d'y appliquer ce mélange.

Autre remède.

Faites bouillir 3 fiels de bœufs dans 3 litres de vinaigre, 5 ou 6 noix de galle, 5 onces de vitriol vert ou couperose, autant de verdet, 3 onces d'eau forte pendant 5 ou 6 minutes. On se sert d'un linge attaché au bout d'un bâton pour en frotter le mal deux fois le jour.

Autre remède.

Il faut faire bouillir assez longtemps dans le vinaigre une livre de graisse de cochon, de l'huile de chènevis, de la couperose verte, de chacune un quarteron ; 2 onces d'huile de cade, un quarteron de poudre à canon, autant de poudre d'ardoise ; faites-en un onguent, et avant de l'appliquer sur les grapes, il faut bouchonner le cheval jusqu'au sang.

Gras-fondu. (*Voyez* **Forbature.**)

J. Jambes enflées.

On fait un liniment avec de la graisse de chapon, de la graisse de pied de cochon et de l'huile de laurier, dont on frotte les jambes du cheval.

Autre remède.

Il faut faire une bouillie avec du lait et de la farine de grosses fèves ; on y ajoute ensuite un quarteron de vieux-oing, un demi-verre d'huile de

lin et une once de térébenthine fine, et l'on en
fait un cataplasme avec des étoupes pour l'appliquer tout chaud sur la tumeur. Il faut l'y laisser
vingt-quatre heures, et réitérer trois fois, après
quoi l'on se sert de l'onguent qui suit : faites fondre
une livre de gras lard mis au bout d'une broche
dans un four chaud, en sorte qu'il y ait un grand
vase d'eau où il dégoutte, dessous ; lavez-le bien
dans plusieurs eaux, et incorporez-le avec une
once de vert-de-gris, une once de sucre, et plein
un verre à boire de vin et d'huile de cade ; on en
graisse les jambes du cheval deux ou trois fois,
et l'on approche près de l'endroit graissé une pelle
rouge pour faire mieux pénétrer l'onguent.

Autre remède.

Faites bouillir 2 onces de vitriol romain, et au
défaut de celui-ci, du vitriol commun, qu'on appelle vulgairement couperose, dans l'urine de
vache, jusqu'à diminution du tiers.

Jambes lassées.

Prenez une poignée de sel, autant de romarin
et de sauge que vous ferez bouillir dans un litre de
vin blanc, jusqu'à ce que le vin soit presque tari ;
frottez-en les jambes du cheval et enveloppez-les
avec les herbes, et quelques jours après, vous
réitérerez la même chose avec de l'eau courante.

Javars.

On fait un onguent avec une demi-livre de vieux-
oing, 4 têtes de poreau, 2 d'ail, et 2 oignons cuits
sous la cendre ; on y ajoute une once de vert-de-

gris, on rase ensuite le poil du cheval et on y applique cet onguent qu'on y laisse pendant vingt-quatre heures, après quoi on panse et inondifie la plaie avec l'égyptiac.

L. Loupes.

Il faut faire dissoudre de la gomme ammoniaque dans du vinaigre squilitic, et du sagapenum dans de l'eau-de-vie, de chacune une once, et quand ces poudres sont dissoutes et réduites en consistance de miel, on y mêle une demi-once d'antimoine bien pulvérisé, et une demi-once d'huile de camomille; on cuit le tout ensemble et on en fait des emplâtres qu'on ne changera que de quatre en quatre jours; mais on les lèvera tous les jours pour les essuyer et on frottera la loupe d'huile de soufre.

M. Maladie longue.

Lorsqu'un cheval est malade depuis longtemps, et qu'il mange peu, on prend de la myrrhe et de la gentiane, de l'aristoloche ronde, de la racine d'ivoire, de la graine de laurier, de chacun une once; on mêle ces drogues mises en poudre avec un litre de vin blanc, on donne une once tous les jours, avec la précaution de tenir le cheval bandé quatre heures avant de lui faire prendre ce remède, et quatre heures après qu'il l'a pris.

Malandres.

Il faut prendre 2 onces d'huile de chènevis, 2 onces de vert-de-gris, 3 onces de miel, 3 onces de sain-doux et autant de poix noire, autant d'orpiment, autant de couperose verte et d'alun de glace, une once de vif argent et une once de soufre; on met toutes ces drogues ensemble sur le feu jusqu'à ce qu'elles bouillent, et on les retire du feu pour s'en servir en les appliquant sur le mal avec des étoupes. Ce remède est encore bon pour les mules traversines.

Autre remède.

On peut se servir de 2 ou 3 blancs d'œufs battus avec 2 dragmes d'alun de roche qu'on aura calciné avec de l'huile de chènevis.

Molettes.

Pour resserrer les molettes en peu de temps, il faut prendre la mie d'un petit pain chaud, l'imbiber dans de bon esprit-de-vin et l'appliquer tout chaud sur la molette; on y met une compresse qu'on assujettit avec une bande large. Au bout de vingt-quatre heures, la molette sera resserrée et il n'y paraîtra plus rien; mais ce remède ne guérit pas sans retour comme celui qui suit, qui est infaillible.

Lorsque la jambe est beaucoup enflée on prend une demi-douzaine de blancs d'œufs que l'on bat et agite longtemps avec un gros morceau d'alun de roche, jusqu'à ce que le tout soit réduit en écume épaisse, ce qui se fait en un quart d'heure : on y mêle ensuite un verre d'esprit-de-vin ou de bonne eau-de-vie qu'on agite bien avec le reste, une demi-livre de miel qu'on incorpore avec le tout. On en applique sur la jambe enflée trois ou quatre fois, et on la bassine et nettoie avec des lavures d'écuelles; et si la jambe n'est pas désenflée on y remet du même onguent.

La fiente chaude de vache, démêlée avec du vinaigre, est non-seulement très-bonne dans l'enflure des jambes, mais encore pour délasser un cheval fatigué ; ainsi on peut s'en servir en voyage et l'appliquer le soir aux jambes du cheval.

Autre remède.

Faites bouillir de la graine de lin pilée, du cresson d'eau et du son de froment, et appliquez-le sur la molette.

Morfonture.

On prend trois gros oignons que l'on pile avec une poignée de sel ; on met tout cela dans un litre de bon vin, et on le fait prendre au cheval.

Morve.

Il faut donner à manger au cheval de la graine d'herbe *passa acuta* soir et matin.

Autre.

Faites bouillir du genêt dans de l eau et des limaçons sans coque avec du vin , et on en donne à boire au cheval un litre par jour.

Autre.

On met dans les narines du cheval, deux ou trois fois le jour, un bâton enveloppé d'un drapeau oint de savon noir.

Autre remède.

Mêlez bien de la poudre d'ivoire et mettez-en fort avant dans les narines du cheval.

2

Autre remède.

Prenez des gousses d'ail, du poivre, de la canelle, des clous de girofle, le tout en poudre et mêlés avec des blancs d'œufs. On en met dans du vin pour en faire boire au cheval malade.

Autre remède.

Il y a trois sortes de Morves : l'une prend son origine dans le poumon, la seconde dans le cerveau, et l'autre vient des reins. Elles sentent toutes très-mauvais et s'attachent. Voici le plus sûr remède pour les guérir de quelque cause qu'elles proviennent.

Il faut dessaler trois livres de gras lard dans l'eau courante pendant vingt-quatre heures, le piler ensuite avec deux poignées de feuilles de noisetier qui porte des noisettes rouges; mais on fait prendre deux ou trois bouillons à ces feuilles avant de les piler avec le lard ; on y incorpore une once d'agaric et autant de cumin, de fenu grec et d'anis vert, le tout en poudre ; on y ajoute une demi-once d'aloès et une dragme de scammonée aussi en poudre, et on en fait des pilules qu'on roule dans du son de froment avant de les donner au cheval malade.

Autre remède.

Il faut que le cheval mange toujours à terre, et aux approches de la pleine lune on le traitera de la manière suivante :

Il faut avoir un tonneau ou grosse barrique défoncée, et un sac de toile à peu près de la même largeur; on met un brassier dans un vaisseau de terre ou de fer au fond du tonneau , on y attache tout autour le sac qui doit être ouvert des deux bouts, dont l'un sera bien attaché au cou du cheval, en sorte qu'il ait sa tête dedans , et on fera en sorte de baisser la tête du cheval autant qu'on pourra.

On fera un trou au côté du sac pour pouvoir aisément y passer une cuiller à manger la soupe, et on aura soin que le brasier soit bien allumé.

On fait ensuite le parfum suivant. Prenez égales parties de cinabre, d'ambre jaune et de sandarach, le tout en poudre et bien mêlé, il est même bon d'y ajouter du tabac.

Lors donc qu'on a disposé le cheval à recevoir ce parfum on jette de cette poudre cuillerée à cuillerée sur le brasier par le trou du sac, pour parfumer le cheval, pendant une demi-heure, ayant soin d'y rejeter du parfum lorsqu'on s'aperçoit qu'il n'y a plus de fumée. Après l'avoir retiré du tonneau et du sac, on lui donne le breuvage suivant : Prenez trois têtes d'ail , une poignée de graine de genièvre, chacune pilée à part, un demi-verre de jus de couleuvrée ou brione, une once de tabac bien haché ; le tout pilé, mêlé avec un litre de vin blanc et bouilli jusqu'à la consommation d'un quart. On passe et on exprime la liqueur et on y ajoute une demi-livre de miel et un verre d'eau-de-vie, de la canelle, des clous de girofle, du gimgembre et du poivre, de chacune deux dragmes. Il faut que ce breuvage soit tout prêt quand le cheval est retiré du tonneau, pour lui faire prendre sur-le-champ, et on le frotte ensuite pour le faire suer ; on l'essuie et on le couvre bien ; il faut réitérer la fumigation deux jours de suite, et ne lui donner ce breuvage que la dernière fois qu'on le parfumera. Ce remèdes guérit sûrement toutes sortes de Morves.

Autre remède pour arrêter la Morve pendant quinze jours.

Il faut prendre égales parties de vin blanc et d'eau fraîche, trois limaçons rouges qui sont sans coque, et les faire bouillir dans cette liqueur jusqu'à diminution du tiers. On donne ce breuvage au cheval morveux.

Mules traversines.

On met des limaçons rouges sans coque, dans un pot bien couvert, et on les y laisse mourir. On ramasse ensuite l'écume qui s'y trouve qu'on mêle avec du sel pour en oindre le mal soir et matin.

Autre remède.

Lavez soir et matin la plaie d'urine chaude, et oignez-la ensuite d'huile de cade.

Autre remède.

Prenez une once de soufre et une demi-once de vif argent que vous ferez bouillir dans deux litres de lessive ordinaire, faite avec des cendres communes, et employez-la tiède pour en laver la plaie trois fois le jour.

Autre remède.

Prenez du pic de griffon et du blanc de poreau, de chacun une poignée, pilez-les chacun à part, et mêlez-les ensuite avec égales parties d'huile de cade, de celle de noix, de bon vinaigre, de l'urine de vache, le tout à discrétion : faites bouillir à petit feu toutes ces drogues ensemble : et après avoir frotté les jambes avec un bouchon jusqu'à ce qu'elles saignent, vous les graisserez lentement et longtemps de cet onguent avec du feu pour qu'il pénètre mieux. Ce remède est très-bon pour les chiens galeux.

Médecine fortifiante.

Mêlez une once de sucre candi, autant de canelle en poudre, une demi-once de clous de girofle aussi en poudre, 3 dragmes de safran, 2 onces de cassonnade ou sucre en poudre, et un quarteron de miel rosat avec une pinte de vin blanc. Faites tiédir ce breuvage et faites-le prendre au cheval que vous voulez fortifier.

Médecine purgative.

Prenez de la thériaque, de la réglisse en poudre, et du grémil ou millium folis, aussi en poudre, et une once de chacune; mêlez le tout avec un litre de vin blanc que vous ferez tiédir, et où vous ajouterez un quarteron d'huile d'olive.

N.　　Nerf feru.

Il faut rader le poil sur le nerf et le chauffer avec un fer chaud; après quoi on le frotte bien avec du gros sel ; on fait ensuite un mélange avec des cantharides, de l'euphorbe, le tout en poudre, et de l'huile de laurier, et on en oint le nerf deux ou trois fois le jour.

Nerf foulé.

Faites fondre deux livres de bon beurre frais, ajoutez-y deux poignées de fleurs de genêt, autant de feuilles de sauge, une poignée de romarin, autant d'ache ou céléri sauvage, et autant de froment en herbe ; faites bouillir le tout à petit feu pendant deux heures ; passez et exprimez la liqueur par un linge, et mettez-la dans un pot neuf que vous aurez soin de bien couvrir ; il s'en fera un onguent merveilleux dont vous oindrez la partie affligée du cheval.

P.   Pied foulé.

Fricassez de la fiente de vache avec du vinaigre et enveloppez-en le pied du cheval.

Autre remède.

Faites frire des oignons avec du suif, ajoutez du son de froment et un peu de vinaigre ; bassinez bien le pied du cheval avec cet onguent, et enveloppez-le avec de la fiente de vache.

Pied dessolé.

On fait infuser dans 4 litres d'eau une livre de noix de galle pendant vingt-quatre heures, et on les fait bouillir ensuite jusqu'à ce que l'on puisse les réduire en pâte en les pilant dans un mortier ; on fait encore rebouillir cette pâte avec un quarteron de miel, autant de couperose vert dans de fort vinaigre ; on graisse légèrement de cet onguent la sole du pied du cheval, et on y met de l'éponge sèche, on le panse deux ou trois fois le jour et on change d'éponge. Cet onguent est très-bon pour les veines découvertes.

Pied, bon Pied.

La fiente de vache frite avec du vinaigre, fait un très-bon pied à un cheval, le rétablit et le guérit sur-le-champ lorsqu'il a marché déferré.

Autre remède.

L'onguent suivant entretient parfaitement bien le pied d'un cheval lorsqu'il l'a bon, le lui rend bon s'il l'a mauvais. Prenez égales parties de térébenthine, de suif de bouc, de poivre blanc, et de cire jaune neuve; faites fondre ces drogues ensemble pour en faire un onguent, et oignez-en le dehors et le dedans du pied du cheval.

Autre remède.

Il faut lier et attacher sur la corne du pied du cheval, une pièce de drap d'une largeur suffisante pour qu'il en soit couvert, et la mouiller souvent d'eau tiède où l'on aura fait bouillir du fiel de bœuf ou de vache.

Pisser.

Lorsqu'un cheval a de la peine à pisser, on fait bouillir de la fleur de genêt dans de l'eau, on la passe au travers d'un linge ou d'un tamis, et on lui donne la liqueur à boire.

Plaies.

Faites bouillir de la racine de pavelle, autant

d'herbes au charpentier, et une once de vert-de-gris dans une livre de sain-doux, jusqu'à la consommation de la graisse, ôtez le vaisseau du feu et ajoutez-y une livre d'huile d'olive, passez le tout avec une forte expression, et servez-vous de cet onguent pour toutes les plaies et blessures des chevaux.

Onguent noir.

Faites bouillir une livre et demie d'huile d'olive dans un vaisseau de terre vernissé, mettez-y ensuite une demi-livre d'huile de pétrole, et laissez bouillir tout ensemble pendant un quart d'heure; ajoutez-y une livre de céruse en poudre, et laissez bouillir pendant une heure; mettez-y ensuite trois livres de cire jaune et faites-le bouillir deux heures; mêlez-y encore une demi-once de benjoin, autant de flovax en poudre, et laissez bouillir deux heures; ajoutez-y enfin une once d'anstholoche longue et ronde en poudre, une demi-once de couperose blanche ou vitriol blanc en poudre, et faites encore bouillir toutes ces matières pendant une demi-heure, remuant le tout continuellement avec une spatule de bois. Otez le vaisseau du feu et ajoutez-y une once de térébenthine fine; remuez bien pendant quelques moments et versez tout dans un vase plein d'eau fraîche, et faites-en des rouleaux pour vous en servir à l'occasion.

Poussé.

Lorsqu'un cheval a l'haleine grosse on prend trois onces de réglisse, de l'émula campana, de l'anis vert, du céléri montany, du gingembre, de chacun 3 onces; de la cassonnade ou du sucre blanc en poudre, non en pain, une demi-livre, et des graines de lauriers, de cumin, d'agaric, du soufre, de chacun 3 onces ; il faut mettre toutes ces drogues en poudre et en donner plein une coquille de noix chaque fois qu'on lui donne de l'avoine.

Autre remède.

Il faut saigner le cheval, et deux jours après on lui donne le remède suivant. Faites infuser une once de mine de plomb dans 3/4 de litre de vin blanc pendant une nuit. Le lendemain on trouble cette liqueur en la remuant, et on la lui fait avaler. On le promène ensuite pendant une ou deux heures, on le couvre et on le laisse deux heures sans manger ; on réitère ce remède deux jours de suite. Son manger ordinaire sera de la paille et du son bouilli avec des racines de guimauve concassées ; il ne boira que de l'eau pure, et on ne lui donnera absolument ni foin ni avoine ; mais on lui présentera soir et matin du son bouilli comme je viens de le dire. Ce remède est beaucoup plus efficace lorsqu'on le fait au déclin de la lune.

Autre remède.

Faites bouillir une grande quantité de feuilles et racines de pas d'âne dans une chaudière, avec de l'eau de rivière, pendant deux grosses heures et jusqu'à ce que cette plante soit réduite en bouillie ; on garde cette décoction dans un tonneau pour en faire la boisson ordinaire du cheval.

Autre remède.

On fait sécher dans un four médiocrement chaud

ou après qu'on a retiré le pain, des racines de bouillon blanc et de gentiane pour pouvoir les mettre en poudre. On fait aussi sécher du pas d'âne, racines et feuilles, du seneçon en quantité; on met ensuite en poudre une demi-once de sabine et un quarteron de soufre, quantité de graines de genièvre et d'ennula campana : on passe toutes ces poudres par un tamis, et on en donne avec l'avoine que l'on mouille d'urine pour que les poudres s'y attachent; on peut aussi y ajouter de la poudre d'acier qui se fait en faisant rougir un coin ou lingot d'acier, et dès qu'il est rouge on le touche avec un canon de soufre : l'acier tombe en goutte dans un vaisseau plein d'eau qu'on aura préparé. On le pile dans un mortier, et on ajoute la poudre à celles dont j'ai fait mention. On peut encore se servir de cette poudre d'acier et la mêler simplement avec du sucre de réglisse, et lui en donner avec l'avoine.

Purgation.

Il faut prendre une once et demie d'aloës, 3 dragmes de sené, 2 pommes de coloquinte, 2 onces d'anis, une demi-once de soufre en poudre, un quarteron de sucre ou de cassonade, une demi-livre d'huile d'olive et autant de miel; battez bien tout ensemble avec une livre et demie de beurre. Avant de donner ce purgatif à un cheval, il faut qu'il ait peu mangé la nuit, qu'il n'ait pas bu du tout et qu'il soit au filet deux heures avant de le prendre. Dès qu'il l'aura pris, on le promènera pendant un quart d'heure, et on lui donne à manger deux heures après.

Autre remède.

On prend de la thériaque, de la réglisse en poudre et du millium folis, de chacune une once, un quarteron d'huile d'olive, et on mêle le tout avec un litre de vin blanc qu'on fait tiédir avant de le donner au cheval que l'on veut purger.

S.   Suros.

Prenez de certains vers noirs et gluants qui ne sont pas plus gros qu'une petite fève, et qui se trouvent dans les prés dans le mois de mai. Cet insecte est dur comme du bois, et l'on a de la peine à l'écraser avec les doigts ; il a des pieds mais point d'ailes, et il se tient au pied d'une herbe nommée vulgairement jaunet ou bassinet, et proprement renoncule sauvage, renonculus Sylvestris. Il faut en amasser trois cents à quatre cents, et les mettre le plus promptement dans un pot, et les bien mêler avec une livre de graisse. On bouche le pot, on les y laisse mourir, et on pile ensuite ce mélange. Cet onguent devient toujours meilleur à mesure qu'il vieillit, et ramollit parfaitement les suros, les molettes, toutes sortes de duretés en moins de 12 jours ; après quoi il en distille ou coule, qui se forment ensuite en gales qui, venant à tomber en peu de temps, ne laissent aucune tumeur ni cicatrice ; le poil même n'en est pas enlevé. Avant de l'appliquer sur un suros, il faut raser le poil, le ramollir avec le manche du boutoir, le piquer, y appliquer de l'onguent la grosseur et l'épaisseur d'un écu, et en approcher un fer rouge pour le faire pénétrer ; on s'en sert de la même manière pour les autres grosseurs et du-

retés. On doit attacher le cheval solidement, de
manière qu'il ne puisse porter la dent à son mal,
et le tenir ainsi neuf jours sans le mener à l'eau.

Autre remède.

Rasez le poil sur le suros, battez bien la dureté
avec le manche du boutoir ou bien avec un bâton
de bois de noisettier. Fendez la tumeur en deux
ou trois endroits, et piquez-la en dix ou douze.
Couvrez-la ensuite d'une éponge que vous presse-
rez ensuite avec une plaque de plomb que vous y
laisserez.

Autre remède.

Faites bouillir de l'huile de noix; lorsqu'elle
bouillira jettez-y deux têtes d'ail que vous y ferez
aussi bouillir pendant un petit quart d'heure; appliquez le mélange sur le suros, n'y toucher de
huit jours, et empêcher le cheval d'y toucher.

Autre remède.

Battez et piquez le suros comme je l'ai dit ci-
dessus, et faites bien saigner la plaie : mettez ensuite de la graine de moutarde dans votre main
et de l'orpiment bien pilés et mêlés ensemble;
délayez-les avec un peu de votre salive, et appliquez-en sur la partie malade.

Sole endurcie.

Mettez sur des étoupes, du miel, de la cire
jaune et de la poix de Bourgogne, le tout fondu et
mêlé ensemble, et remplissez-en le creux du pied;
tenez bien le même pied en l'air et rafraîchissez-
le bien avec de l'eau

T.   Tranchées rouges.

Un cheval a des tranchées rouges lorsqu'on lui voit repousser et retirer le fondement, et qu'il y paraît du sang. On se graisse la main pour l'introduire dans le fondement afin de le décoler, pour ainsi dire ; on lui donne ensuite des lavements avec du miel et du mithridate mis dans une décoction d'herbes laxatives, comme bettes, laitues, mauve, guimauve, pourpié, mercurial, parietaire et la grande consoude (coonsolida major). Ce lavement, ainsi que tous ceux que l'on donne à un cheval, se donne avec une corne emmanchée dans un bois de sureau. On peut encore lui donner en breuvage du jus de grande consoude : pour en tirer on bat cette plante, racines et feuilles, dans un mortier, et on la met infuser dans du vin blanc. On met, par exemple, trois quarts d'un litre de vin avec un quart de litre de ce jus. Il faut lui en faire prendre deux fois, gardant entre ces deux fois un intervalle d'un demi-quart d'heure. Ce remède est également bon dans les coliques des hommes, mais on n'en donne que deux verres à la fois. On peut distinguer la grande consoude d'avec la petite, par leurs fleurs ; la première porte une fleur blanche, et la deuxième porte une fleur violette ; la seconde a aussi les feuilles moins larges et plus noirâtres que la première. La petite est propre à la dissenterie, tant en breuvage qu'en potager, pour les ruptures et descente des boyaux ; et lorsqu'on veut la donner aux enfants, on la fait bouillir dans le lait dont on fait la bouillie.

Autre remède.

Prenez une once d'anis et faites-la prendre au cheval dans de l'eau de son tiède.

Autre remède.

Faites prendre au cheval une poignée de quinte feuille pilée et mêlée avec de l'eau tiède ; couvrez bien le cheval afin qu'il sue.

Autre remède.

Prenez de la tanaisie, pilez-la dans un mortier, et donnez-la au cheval malade, mêlée avec du vin blanc. Il faut le bien couvrir après qu'il l'a prise.

Toux.

Il faut mêler dans l'avoine que l'on donne au cheval, du seneçon allemand ou cardocorti bien haché. Les feuilles du lierre qui rampe sur les vieux murs, ou bien sa graine, produisent encore plus promptement le même effet. On met le cheval à l'eau blanche et on lui met un bâton en forme de mors, entouré d'un linge imbibé d'huile de laurier.

Autre remède.

Prenez 2 livres de beurre frais, un quarteron de miel, une demi-once d'aloës, une once d'agarie, une dragme de scammonée, une de séné, du cumin, du fenu grec et de l'anis vert, une once de chacune ; mettez toutes ces drogues en poudre et incorporez-les dans le beurre, le miel dont vous ferez des pilules que vous roulerez dans du son, et que vous donnerez au cheval qui aura resté bridé pendant trois heures, et qui aura été privé d'avoine pendant trois jours : mais il aura dû manger du son que l'on aura fait bouillir dans un chaudron plein d'eau, et qu'on lui aura donné à jeûn après avoir passé et pressé l'eau par un linge et mêlé avec du miel chaque fois ; il n'a pour boisson ordinaire que la même eau où l'on a fait bouillir le son.

Teignes à la queue.

Il faut prendre de l'urine de vache, y faire bouillir des feuilles et des racines d'ennula campana, après les avoir pilées ou concassées, et y ajouter une pincée de sel ; on fait bouillir le tout ensemble jusqu'à la diminution de la troisième partie. Il faut, auparavant, donner quelques coups de flamme à la queue, et on la frotte ensuite avec ce mélange le plus que le cheval pourra souffrir. Le vinaigre, l'huile de noix et le sel mêlés ensemble peuvent également servir en cette occasion.

V. Vers.

Lorsqu'on s'aperçoit qu'un cheval a des vers, il faut lui faire prendre du soufre mêlé avec du son ou avec du seigle.

Autre remède.

Prenez moitié d'un litre de lait dans lequel vous mettrez une once d'aloës épathique que vous ferez avaler au cheval ; et s'il jette quelques vers, il faut en prendre un, le laver dans du vin blanc, le faire sécher sur la pelle, le mettre en poudre et le lui faire avaler dans du vin blanc. Ce remède ne manque jamais de chasser tous les vers du corps. On peut même s'en servir pour les hommes qui en sont affligés, et leur en faire prendre un de ceux qu'ils jettent, après l'usage de certains remèdes.

Vers au fondement.

Faites fondre ensemble du suif de chandelle, de l'huile de noix ; ajoutez à cela de la plus luisante suie et la plus dure que vous pourrez trouver, et frottez-en le fondement du cheval, et donnez-lui par-dessus, et avant qu'il ne boive, une poignée de seigle arrosé d'huile de chènevis.

Vers à une plaie.

Broyez une herbe nommée pas-de-lion, avec du vieux-oing, et mettez-en une quantité suffisante dans la plaie ; les vers qui s'y trouvent sont détruits et la plaie est très-mondifiée.

Y.   Yeux troubles.

Il faut piler deux poignées de feuilles de lierre, y ajouter 9 onces d'eau de rose, très-peu de vin blanc, et mêler tout ensemble ; on passe la liqueur par un linge blanc et on y ajoute une once de tutie, autant d'eufraise en poudre et une demi-dragme d'alun. On en met dans l'œil du cheval quelques gouttes avec une éponge.

Taches aux yeux.

On pile deux poignées de feuilles de lierre avec une poignée de sel ; on y ajoute une cuillerée de lait de femme ; on passe la liqueur par un linge et on en met deux fois le jour dans les yeux des chevaux qui ont des taies ou des taches.

Cataplasme.

On prend un blanc d'œuf que l'on bat longtemps

avec une cuillerée d'eau de rose et deux pincées de sucre fin, jusqu'à ce que le tout soit en écume. On applique ce cataplasme sur les yeux des chevaux, avec des étoupes.

Pour éclaircir la vue.

Il faut avoir des coquilles de limaçons rouges, les piler et les passer par un linge; on en souffle dans les yeux avec un tuyau de plume.

Autre.

Il faut sécher au feu, et même brûler une couenne de lard, la réduire en poudre et en souffler dans les yeux.

Pour vue lunatique.

La rhubarbe de jardin ou bien la racine de pied-de-pigeon entière sont excellentes pour ce mal. La première s'applique sur le front et l'autre au défaut de l'oreille; elle ne manquent jamais de produire les bons effets qu'on en attend.

Pour l'enflammation de l'œil.

On détrempe du levain avec des blancs d'œufs et du vinaigre, et on en applique sur l'œil et autour des paupières. Ce remède est merveilleux pour guérir les tumeurs causées par la selle.

Fluxion aux yeux.

Mettez dans le four des limaçons à coque tout vivants, d'abord que le pain est ôté, et lorsqu'ils seront secs, faites-en une poudre que vous mêlerez avec un quart de sel ammoniac en poudre ; on en souffle dans les yeux des chevaux avec un tuyau de plume.

Autre pour les taies et les yeux troubles.

Prenez du tartre cru blanc, des desséchées et du sel ammoniac, autant de chacune ; mettez-les en poudre très-fine, et soufflez-en deux ou trois fois le jour dans les yeux du cheval.

Autre remède.

Il faut avoir un os de cheval, le calciner et le réduire en poudre, des morceaux de pot ou de terre fine, et le bout d'un jambon avec un peu de la chair maigre qui y tient ; faites calciner ou brûler toutes ces choses séparément, et mêlez-les ensemble par égales parties. Il faut en souffler deux ou trois fois le jour dans les yeux du cheval.

Reméde pour les Bœufs enflés.

Il faut faire fondre un fort quarteron de beurre frais ; y jeter un quart de litre d'huile de noix, un verre plein de saumure ou sauce d'un charnier, et un demi-verre de vinaigre ; on fait prendre ce remède au bœuf enflé, et on le saigne ensuite à la queue.

Reméde pour les Brebis.

Les brebis sont sujettes à certaines pustules qui leur viennent entre les jambes, dont elles meurent promptement. C'est même une espèce de peste ; on n'a qu'à mêler de la fiente de bœuf avec du vinaigre, et on ne manque jamais de les guérir.

Lorsque ces animaux sont malades, ce qui arrive ordinairement vers la fin du mois d'août, on met de la chaux-vive dans un sac qu'on leur secoue sur le corps aux approches de la nuit.

Il faut encore examiner leur mâchoire supérieure; et si en haut du palais il se trouve une espèce de versue, il faut l'arracher, leur donner une ou tout au plus deux cuillerées du breuvage suivant : On met en poudre de la graine de moutarde et du soufre, et on délaye dans du vinaigre avec du mithridate; on y mêle de la saumure d'un charnier.

Si ces bêtes sont si malades qu'on en désespère, on les saigne sous les deux yeux tout à la fois, et sous un seul s'il y a moins de danger.

Autre remède.

Quand les brebis ont la gale, ce que l'on peut aisément connaître si elles y portent le pied, si la laine tombe, si leur peau est en écorce, il faut râtisser le mal avec un tillot ou un rêt de pot cassé; on le frotte ensuite avec de l'huile d'olive dans laquelle on a fait infuser du soufre pendant une nuit. Il est encore mieux de les tondre avant de leur appliquer ce remède.

Il arrive souvent que ces bêtes, sortant au mois de mai avant que la rosée ne soit dissipée, ont les lèvres galeuses; il faut, pour les guérir, faire roussir du beurre dans une poêle, y jeter de la sauge et la frire jusqu'à ce que le beurre soit un peu brûlé, et leur en frotter les lèvres et les gencives.

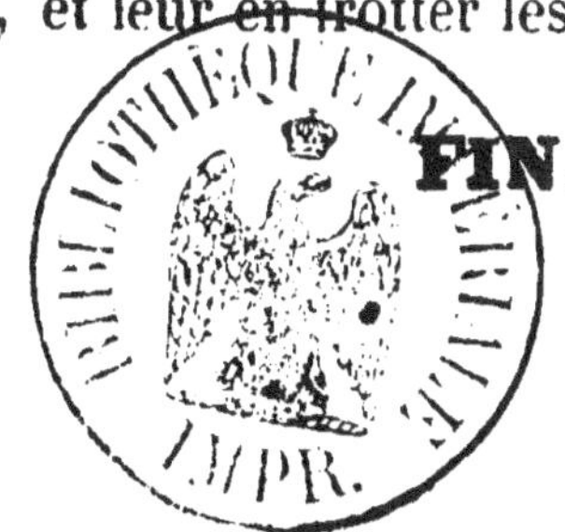

FIN.

TABLE

DES MATIÈRES.